口之国里到处都是红色，
红色的山，红色的树，
还有通向四面八方的红色列车。

图书在版编目（CIP）数据

口之国 / 邹雯一著；黄葳主编. -- 西安：未来出
版社，2023.8
　ISBN 978-7-5417-7538-3

　Ⅰ．①口… Ⅱ．①邹… ②黄… Ⅲ．①口腔－保健－
少儿读物 Ⅳ．①R78-49

　中国国家版本馆CIP数据核字(2023)第113016号

口之国
KOU ZHI GUO

邹雯一/著　黄葳/主编

出　品　人：李桂珍
选题策划：王悦
责任编辑：赵向东
出版发行：未来出版社
社　　　址：西安市登高路1388号
邮政编码：710061
电　　　话：029-89122633
经　　　销：全国各地新华书店
印　　　刷：鹤山雅图仕印刷有限公司
开　　　本：889mm×1 194mm　1/16
印　　　张：3
字　　　数：60千字
版　　　次：2023年8月第1版
印　　　次：2023年8月第1次印刷
书　　　号：ISBN 978-7-5417-7538-3
定　　　价：45.00元

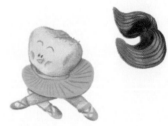

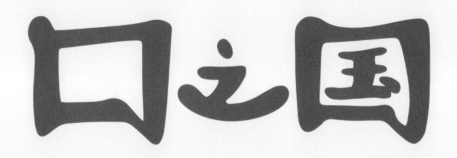

口之国

邹雯一 / 著   黄葳 / 主编

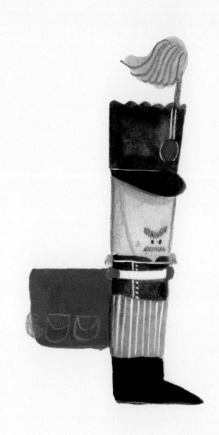

陕西新华出版

未来出版社

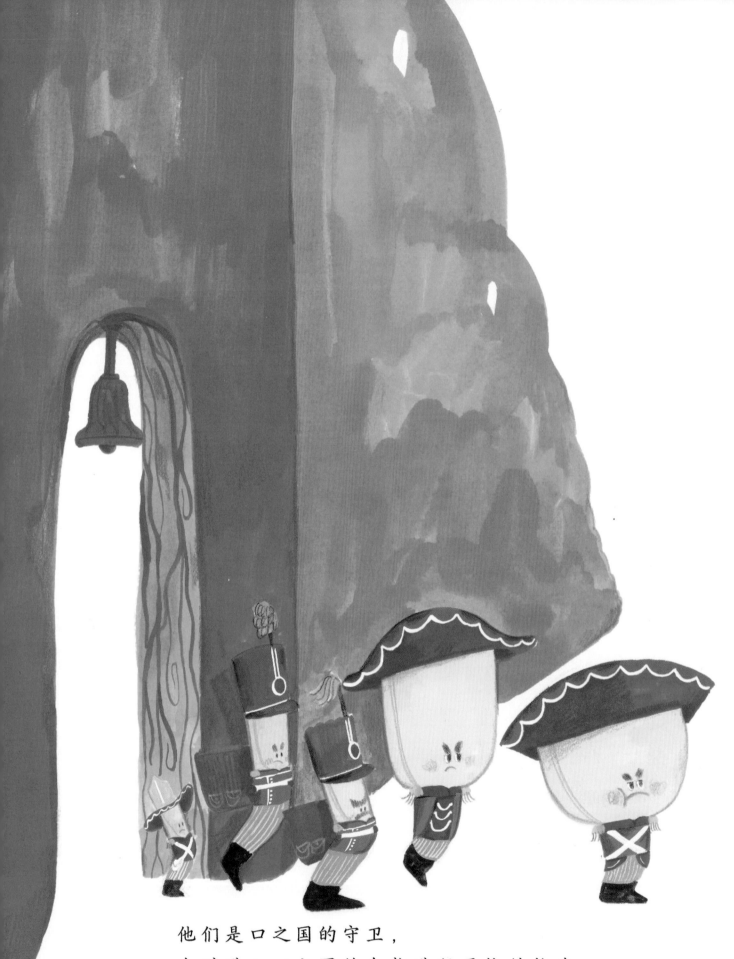

他们是口之国的守卫，
会对进入口之国的食物进行严格的检查，

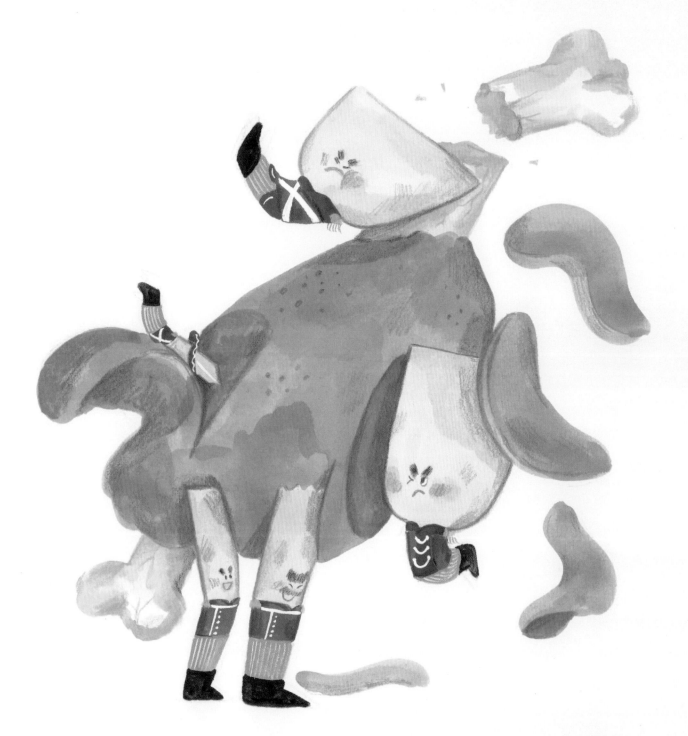

并将检查合格的大块儿食物切成小块儿送入口之国。

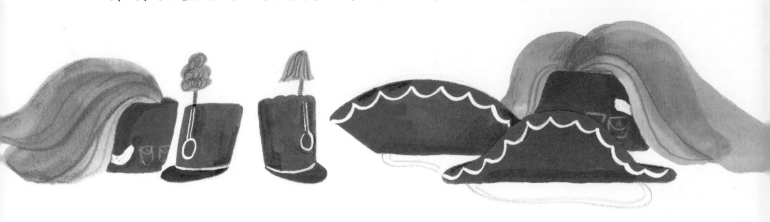

口之国的居民有的高、有的矮、有的胖、有的瘦……
他们都有自己的工作，每天忙忙碌碌。

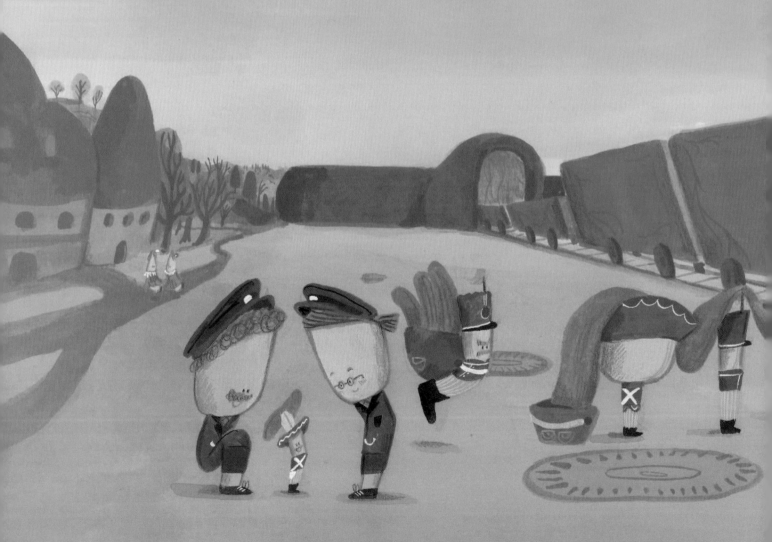

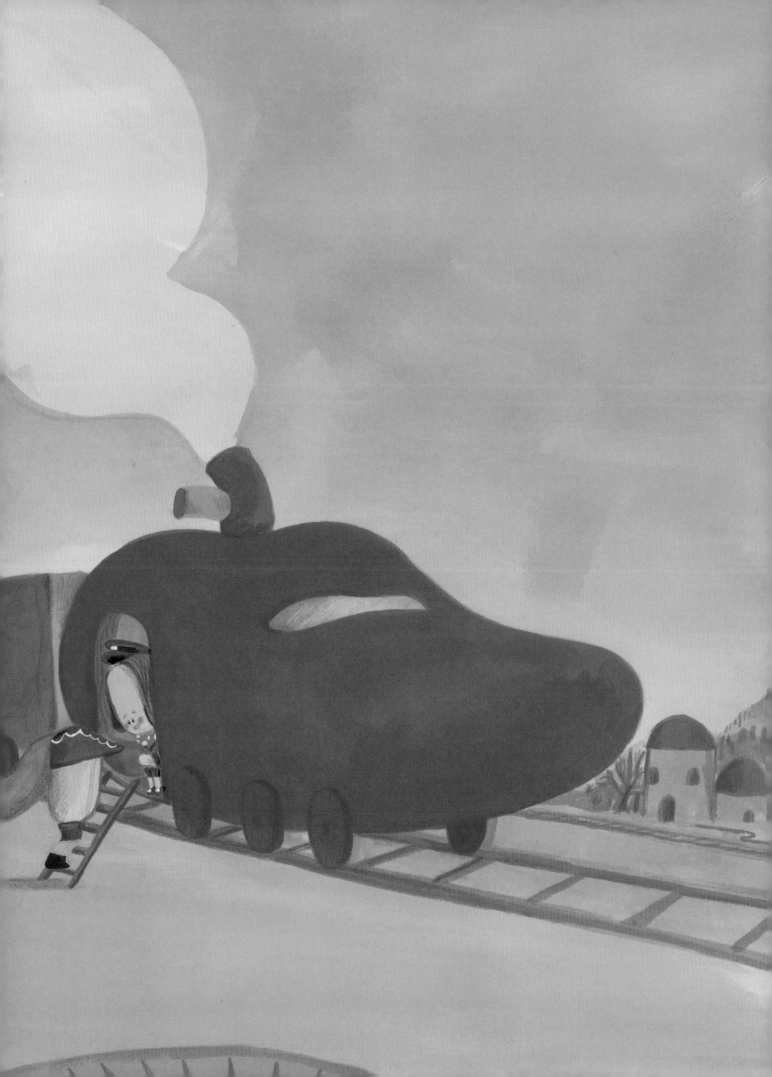

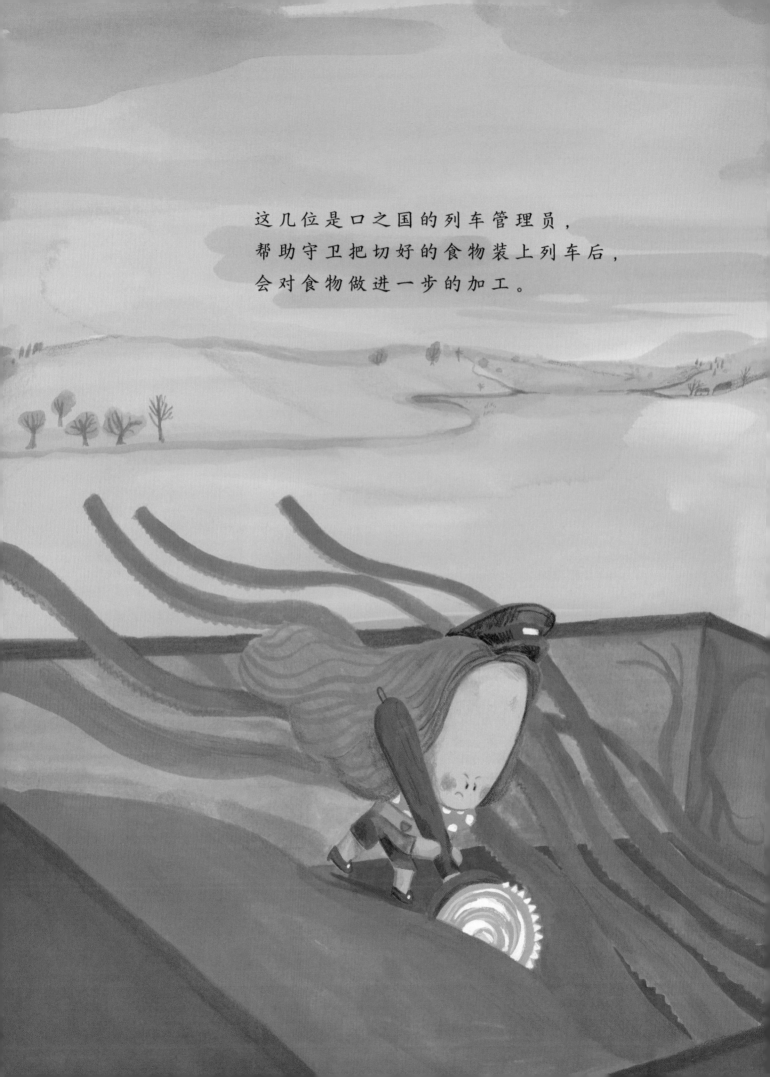

这几位是口之国的列车管理员，
帮助守卫把切好的食物装上列车后，
会对食物做进一步的加工。

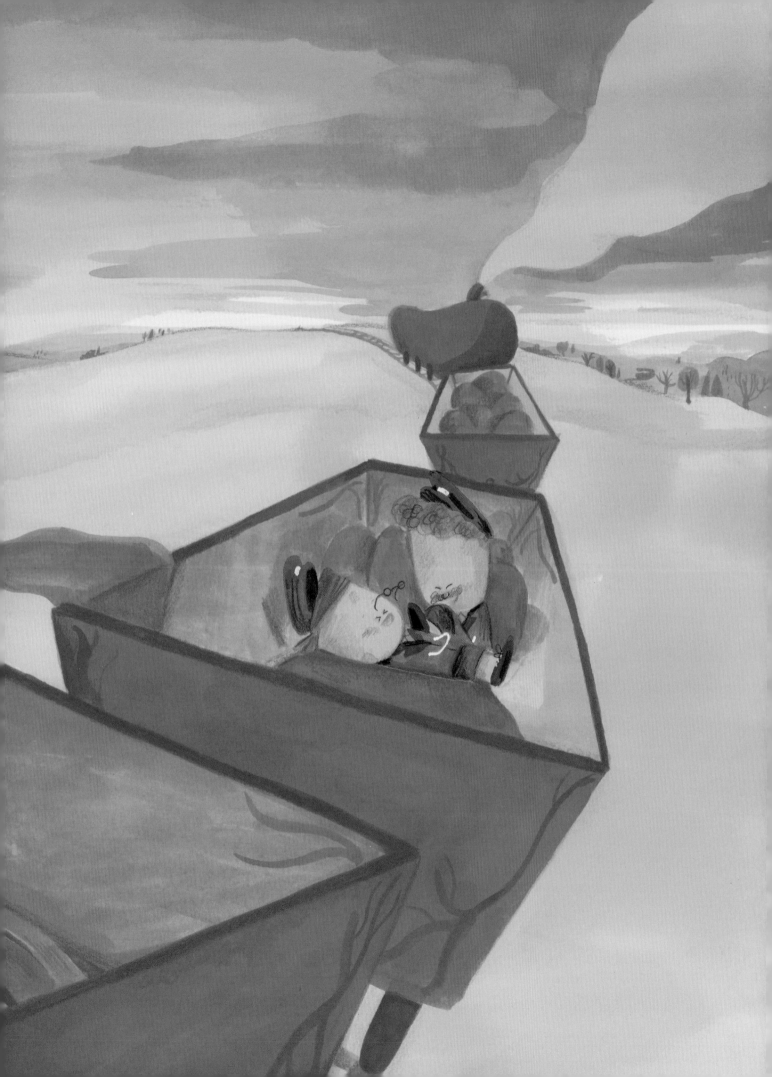

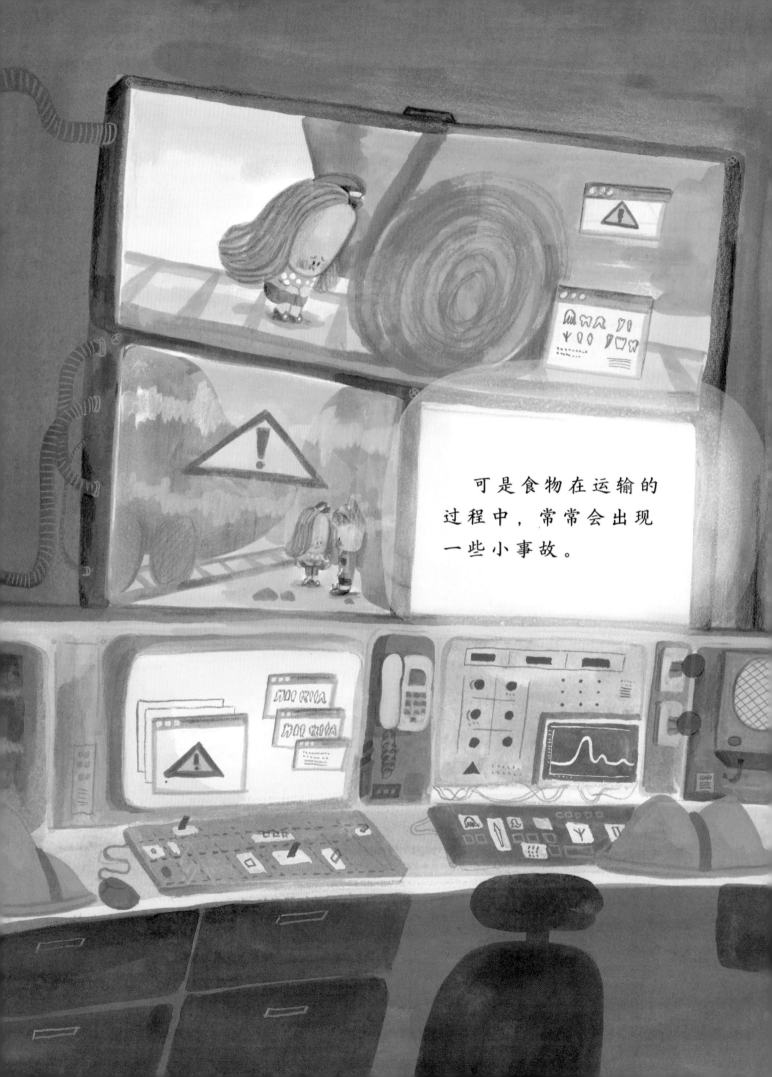

可是食物在运输的
过程中，常常会出现
一些小事故。

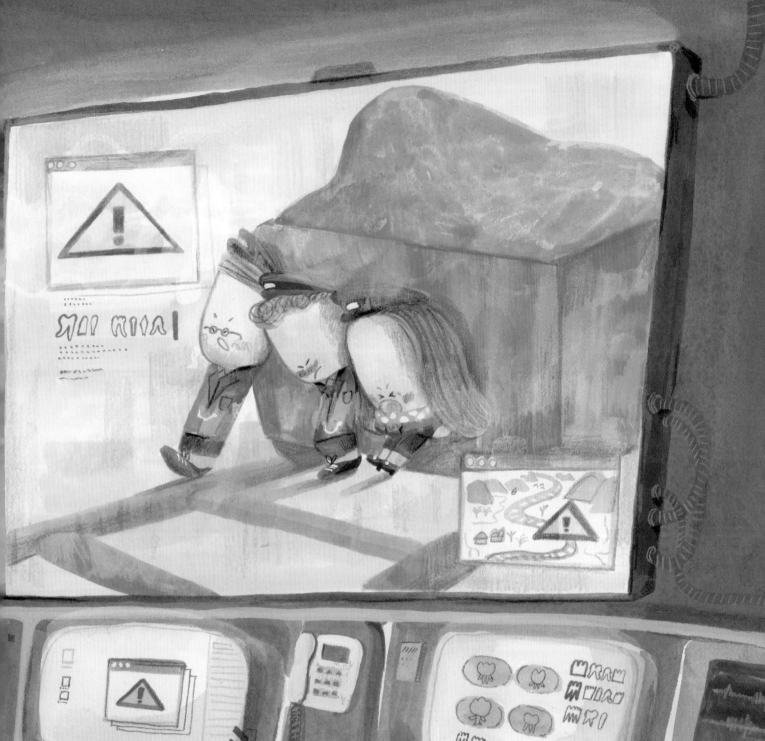

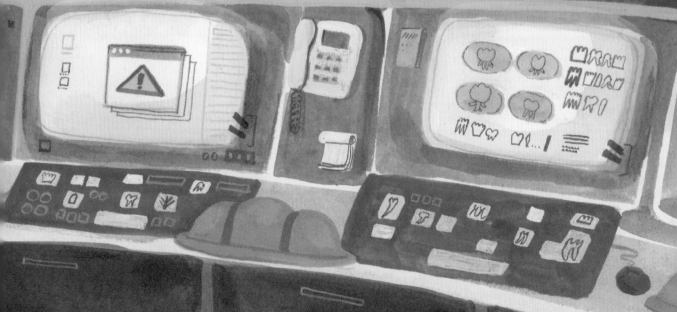

这时，口之国的工程队就要出动了。

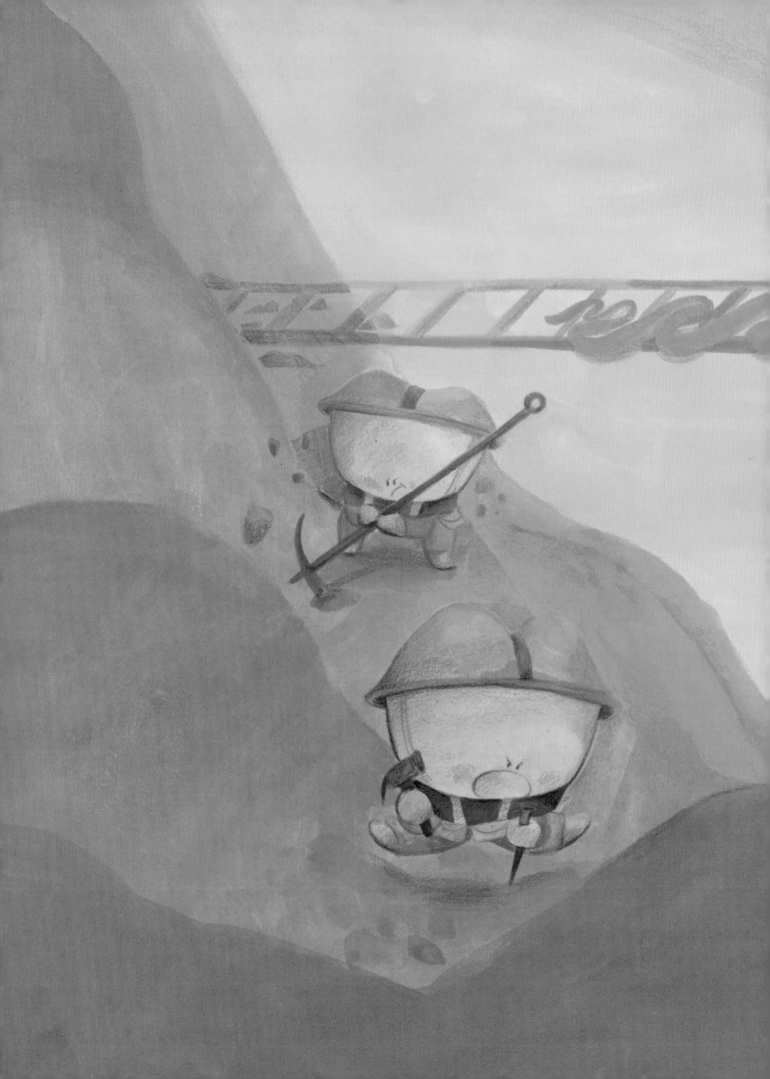

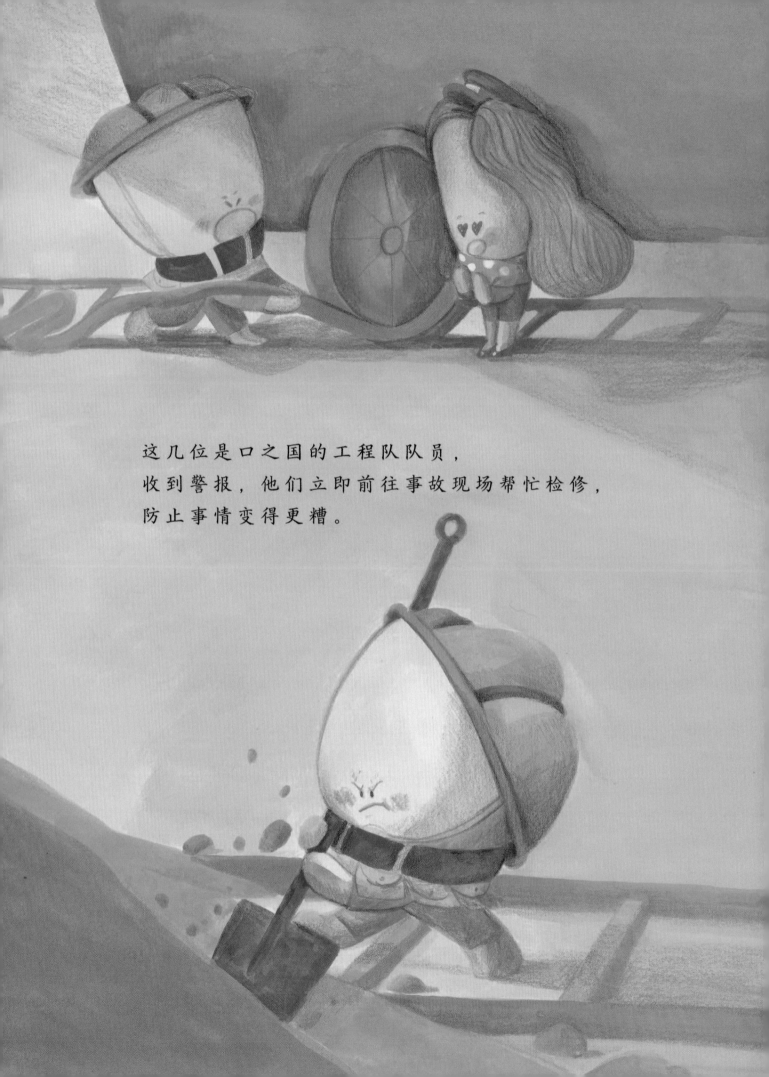

这几位是口之国的工程队队员，
收到警报，他们立即前往事故现场帮忙检修，
防止事情变得更糟。

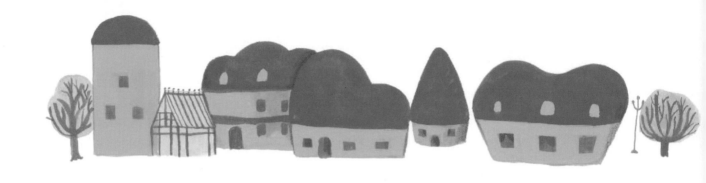

工程队除了开展道路抢修工作，
还为口之国修建了各式各样的房子。

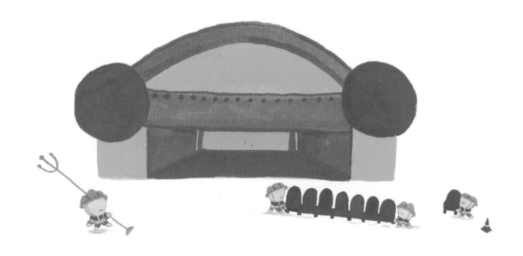

这个漂亮的剧院是为口之国著名的芭蕾舞者而建。
她除了热爱跳芭蕾舞，还特别喜欢吃糖。

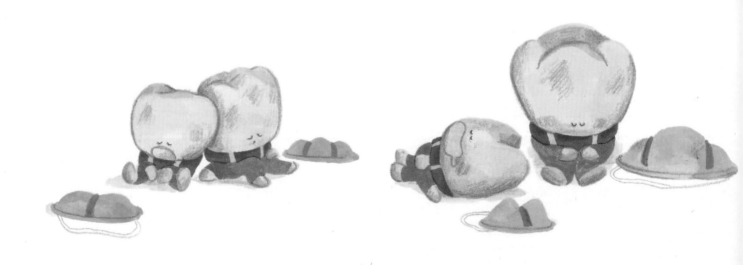

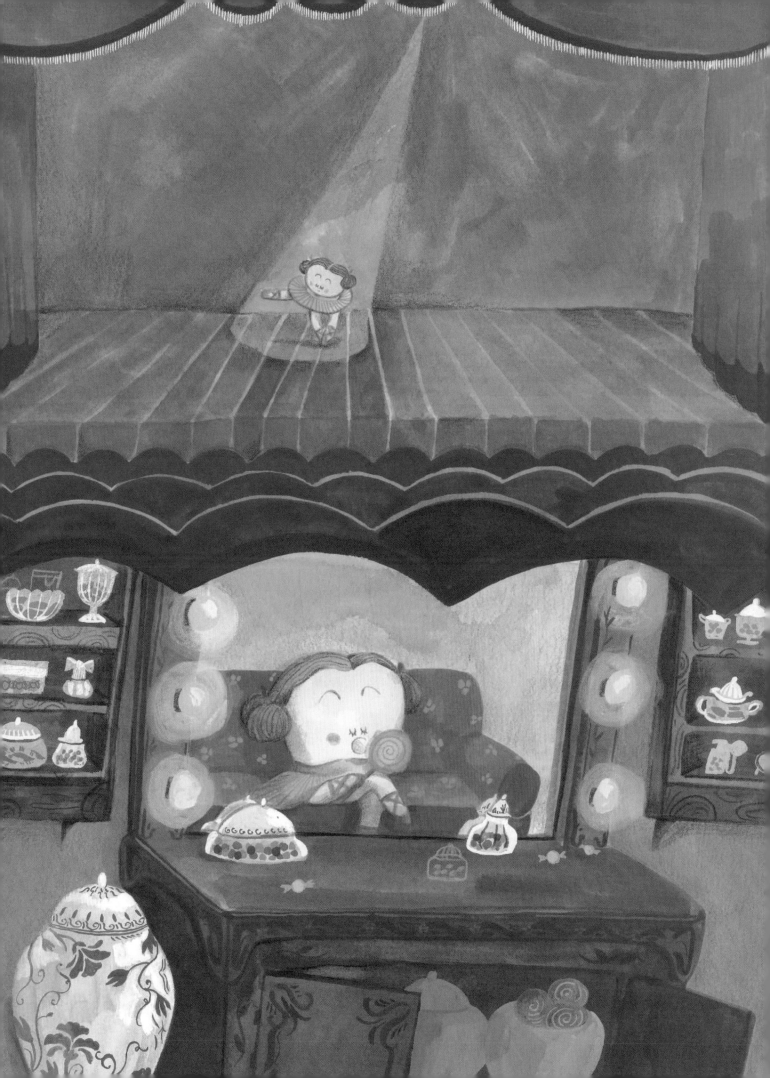

渐渐的，
她不再像以前那样光彩照人了。

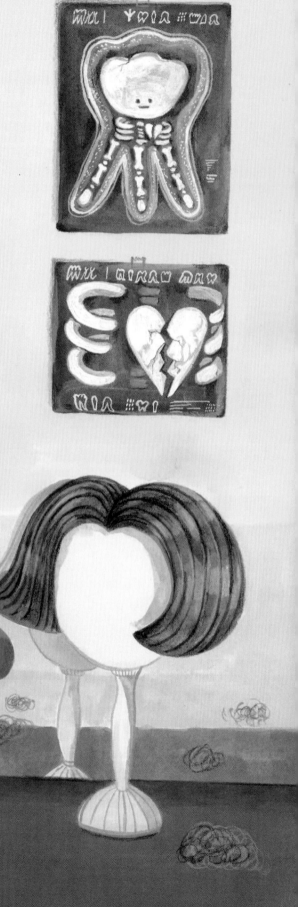

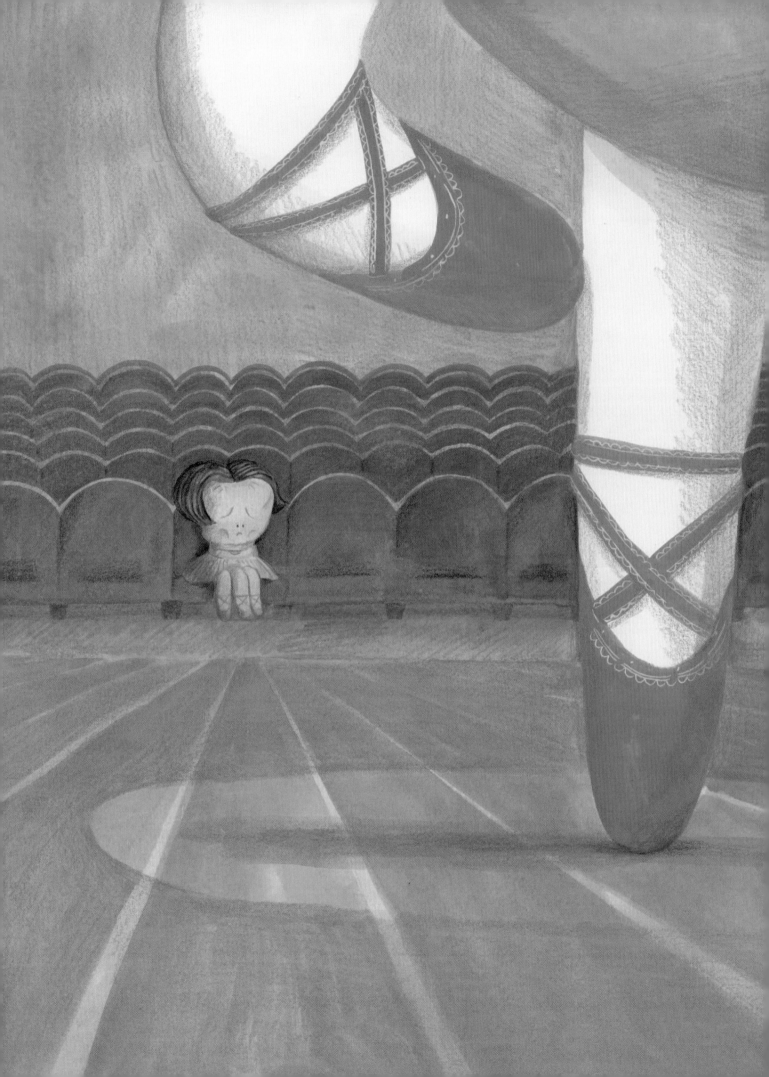

口之国还有两位漂亮的姐妹，她们在马路两旁开花店。

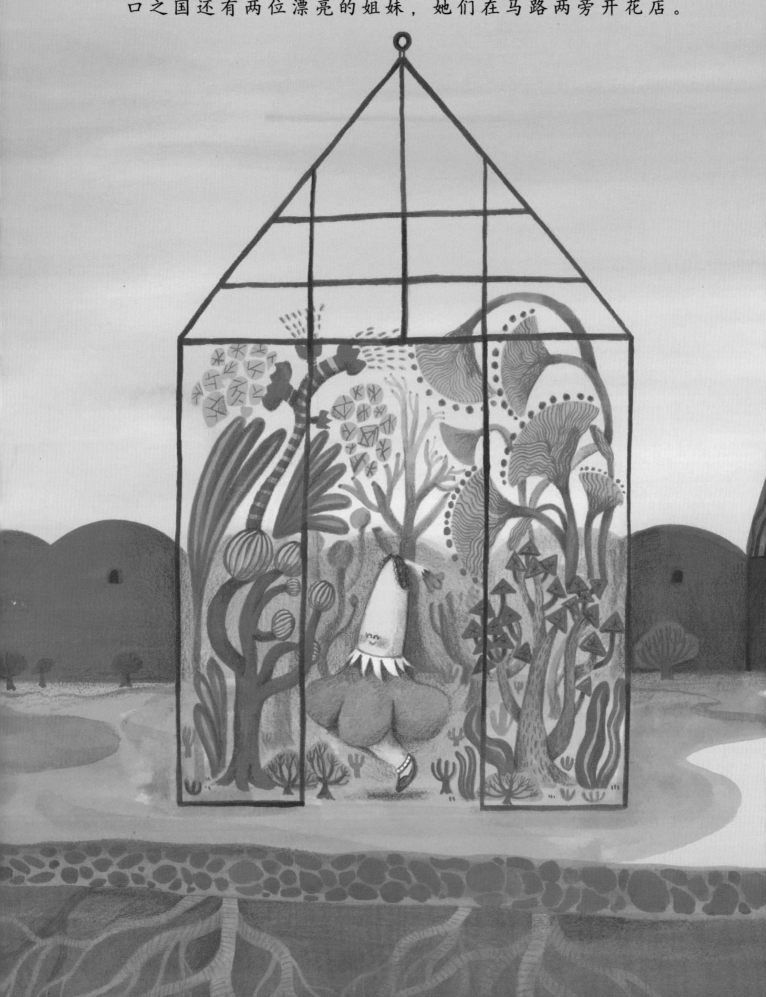

花店里的花种类繁多，是口之国里一道亮丽的风景线。

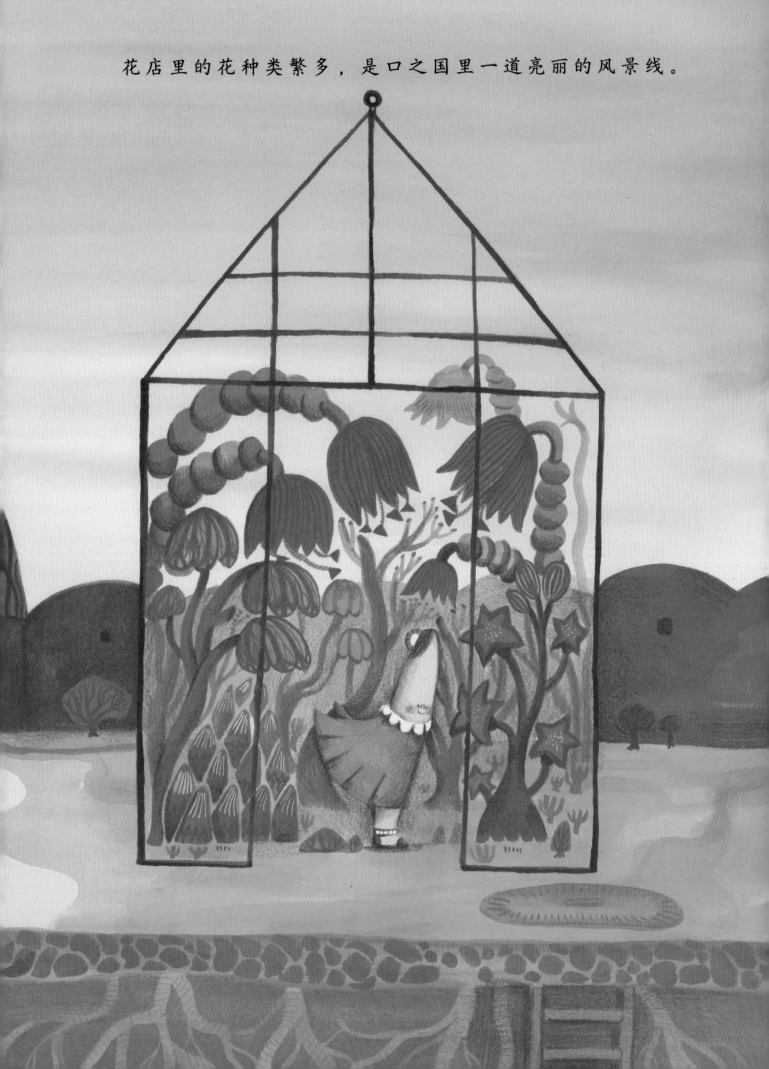

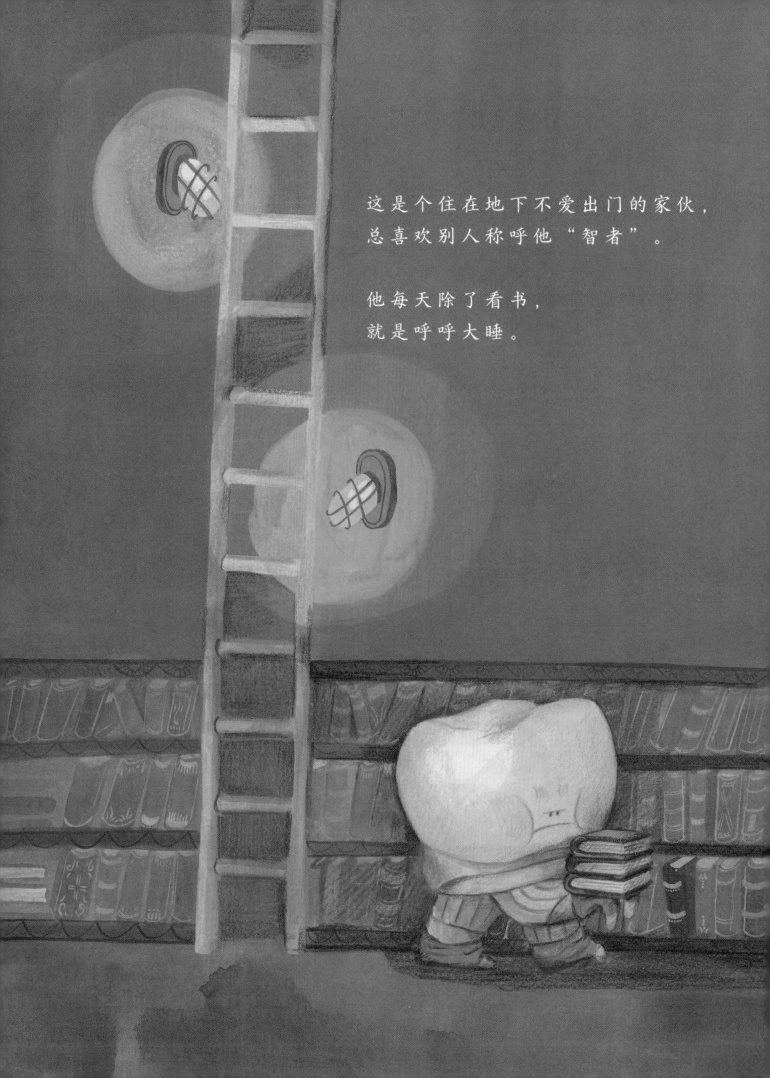

这是个住在地下不爱出门的家伙，
总喜欢别人称呼他"智者"。

他每天除了看书，
就是呼呼大睡。

智者的睡姿很奇怪。

他睡觉的时间，
也是其他居民聚会的时候。

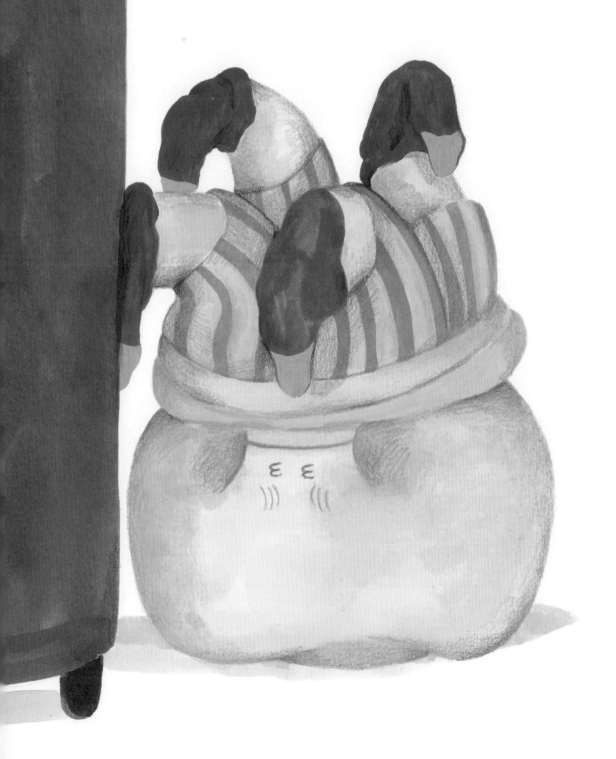

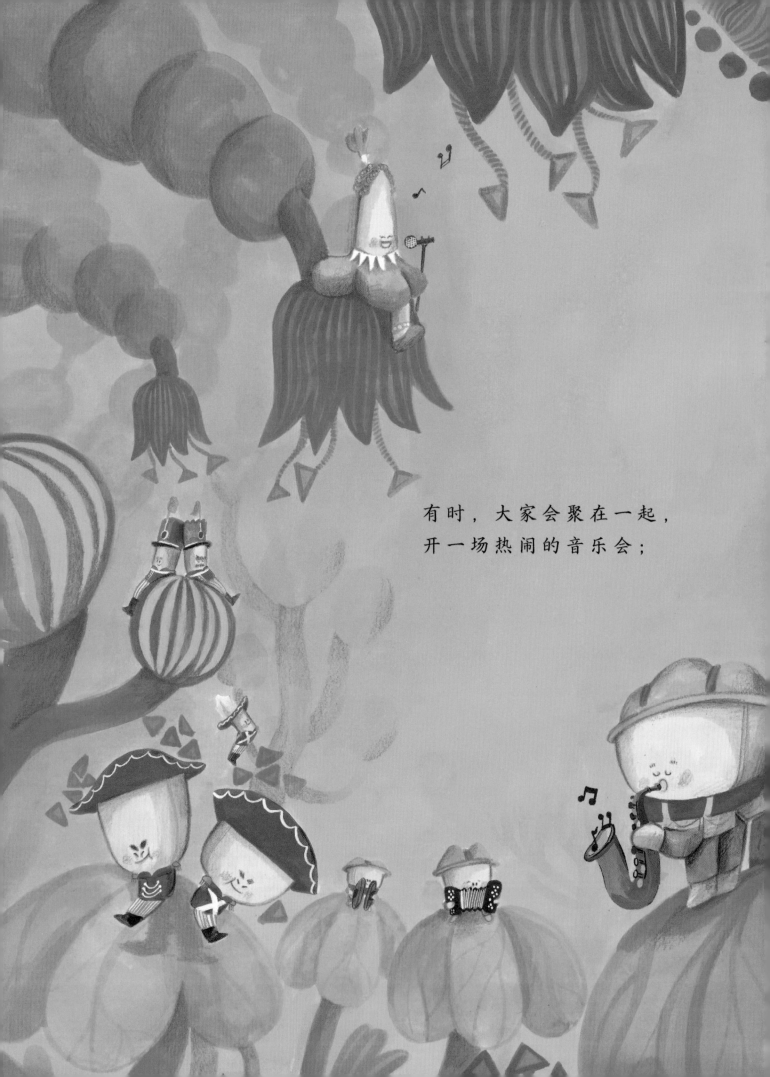

有时，大家会聚在一起，
开一场热闹的音乐会；

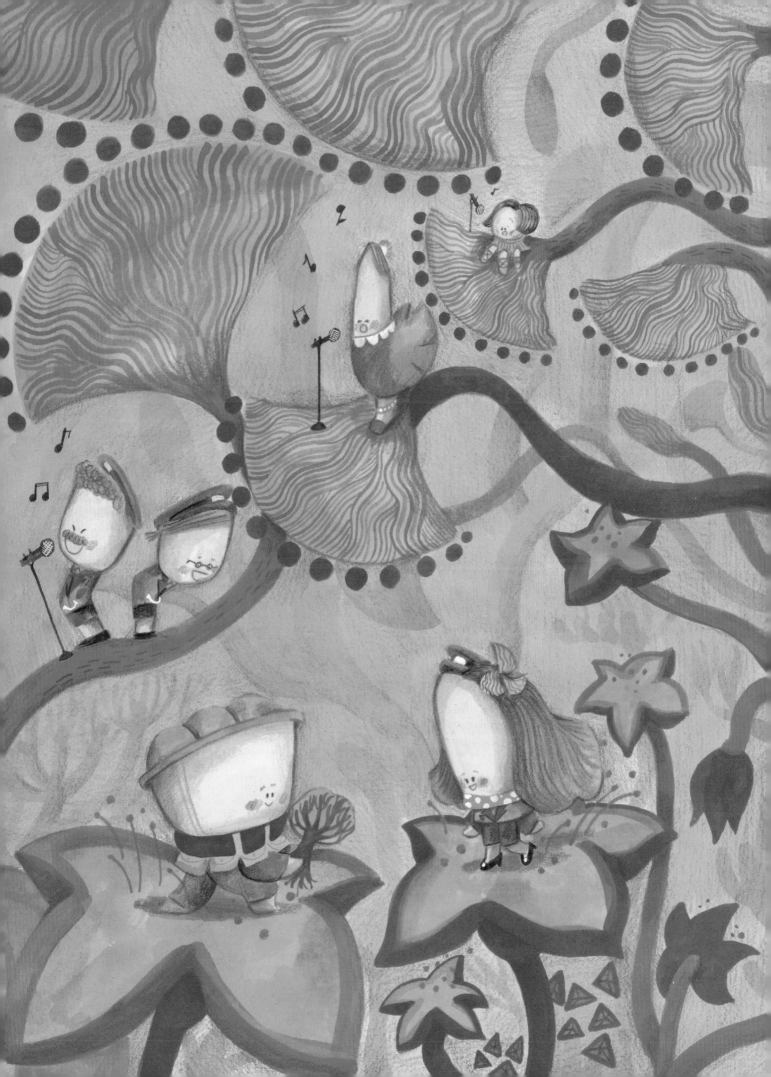

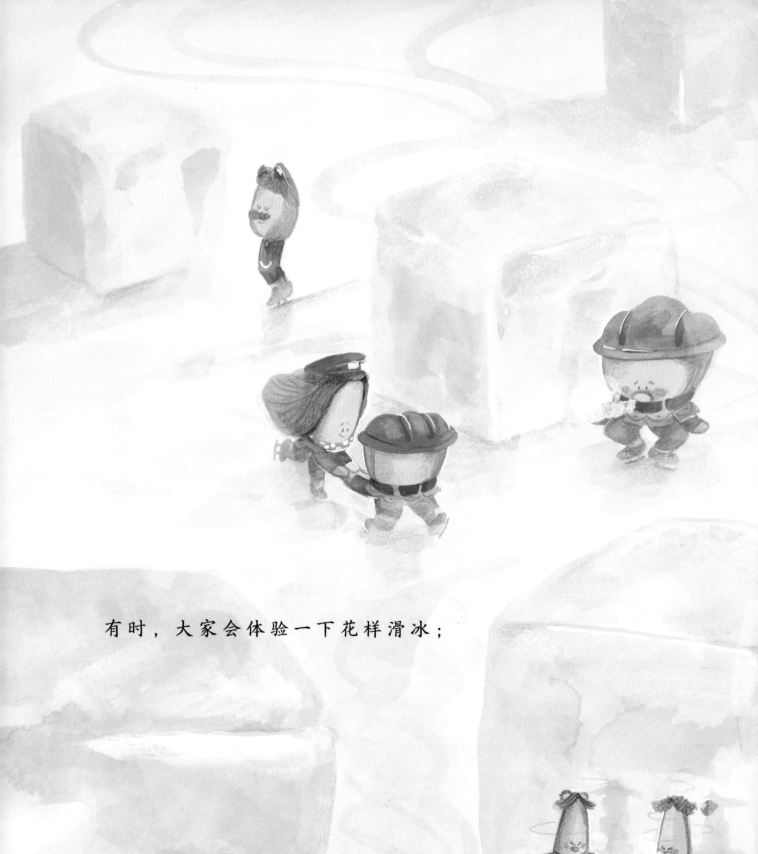

有时，大家会体验一下花样滑冰；

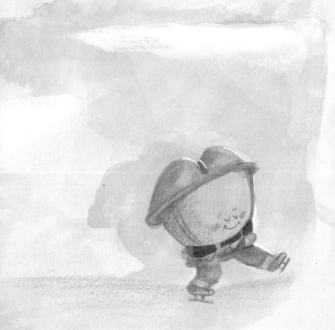

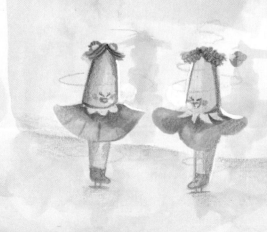

有时，他们会开展"麻辣三项铁人挑战赛"；

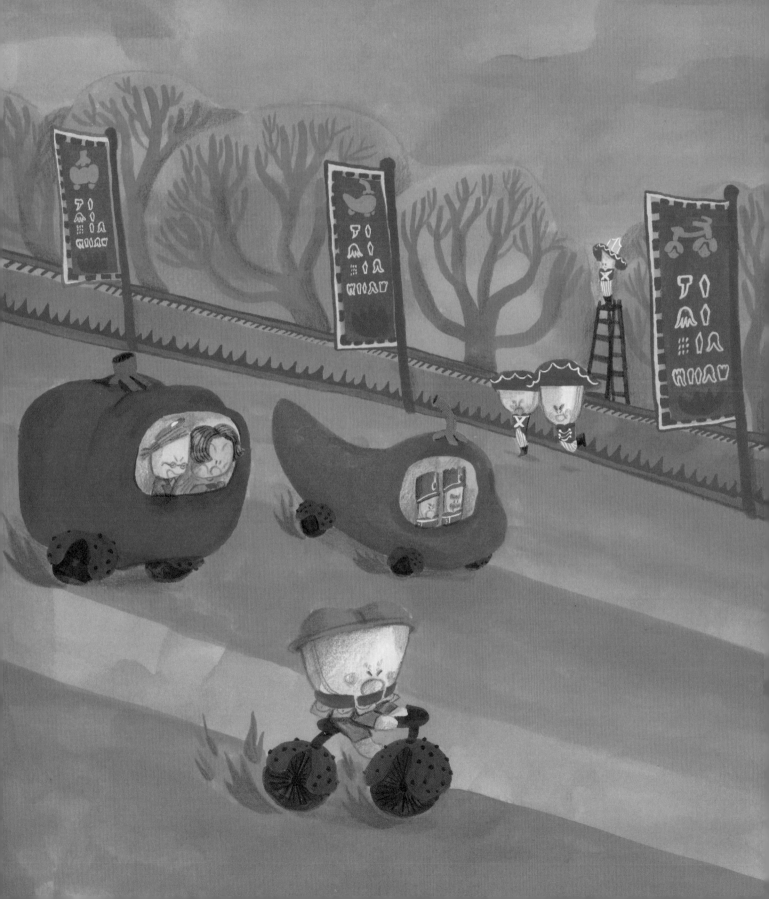

有时，他们会一起冲浪，

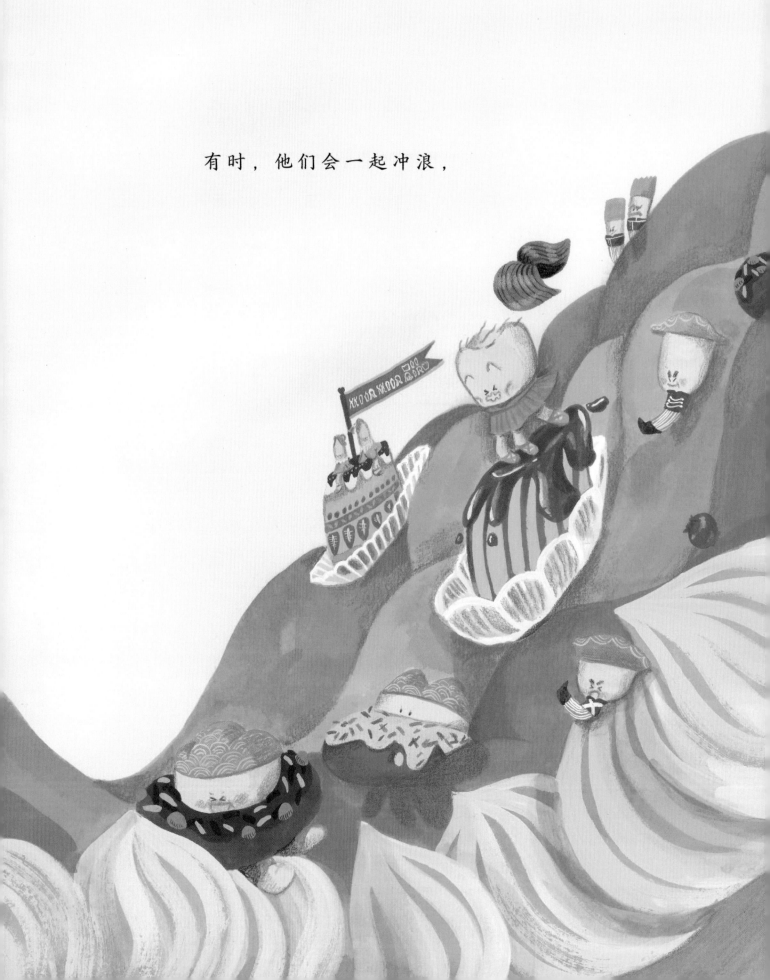

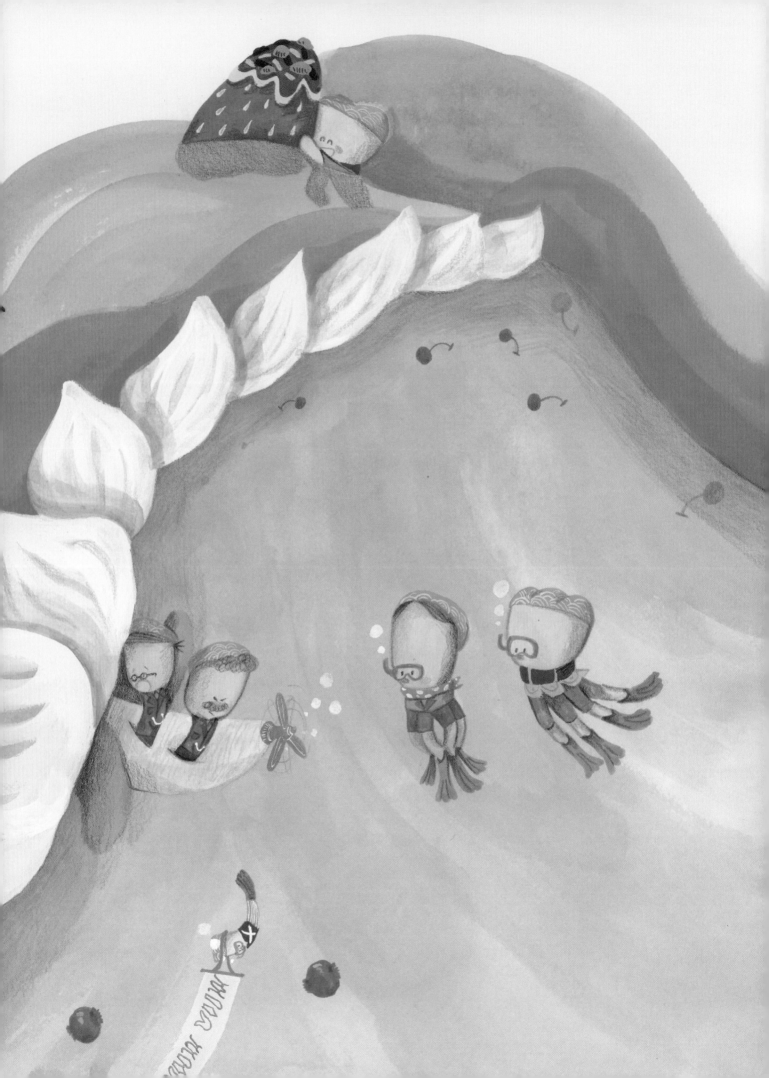

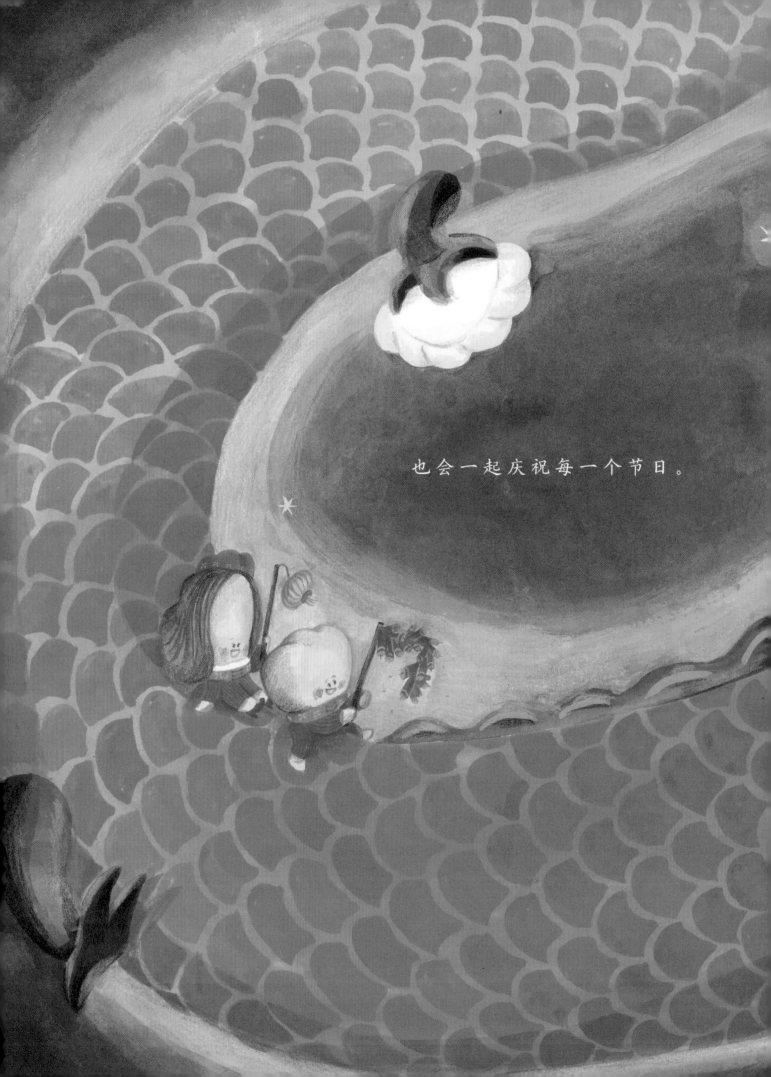

也会一起庆祝每一个节日。

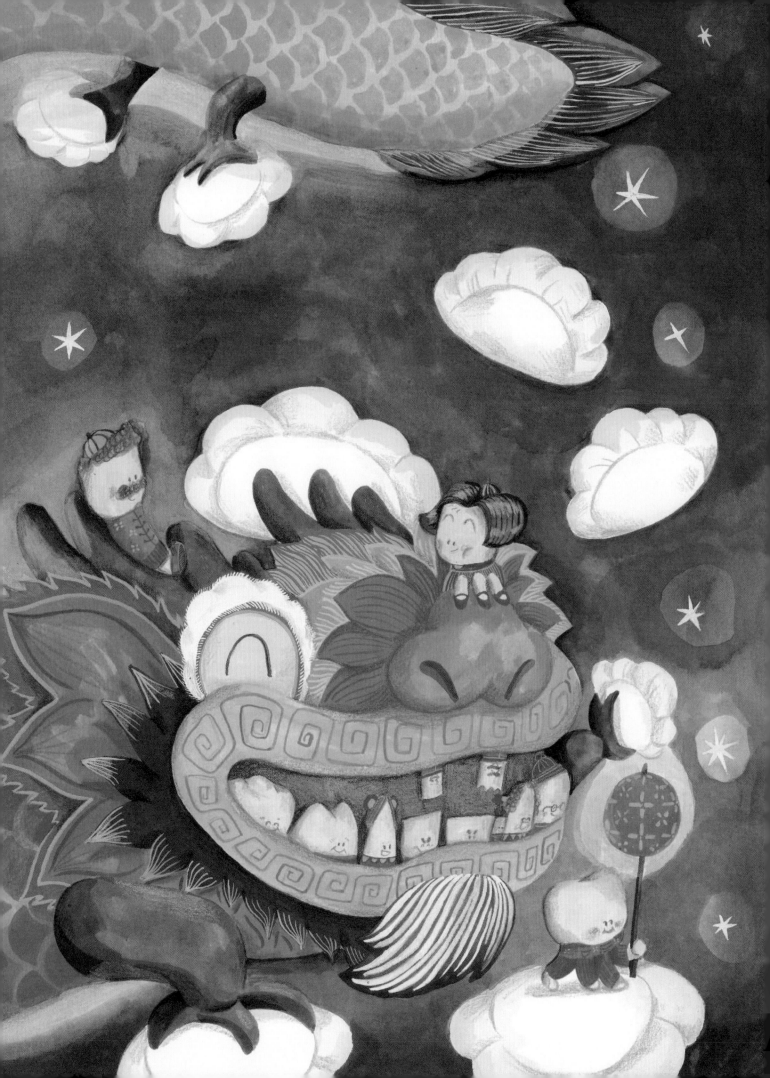

当然，大家也有安静的时候，

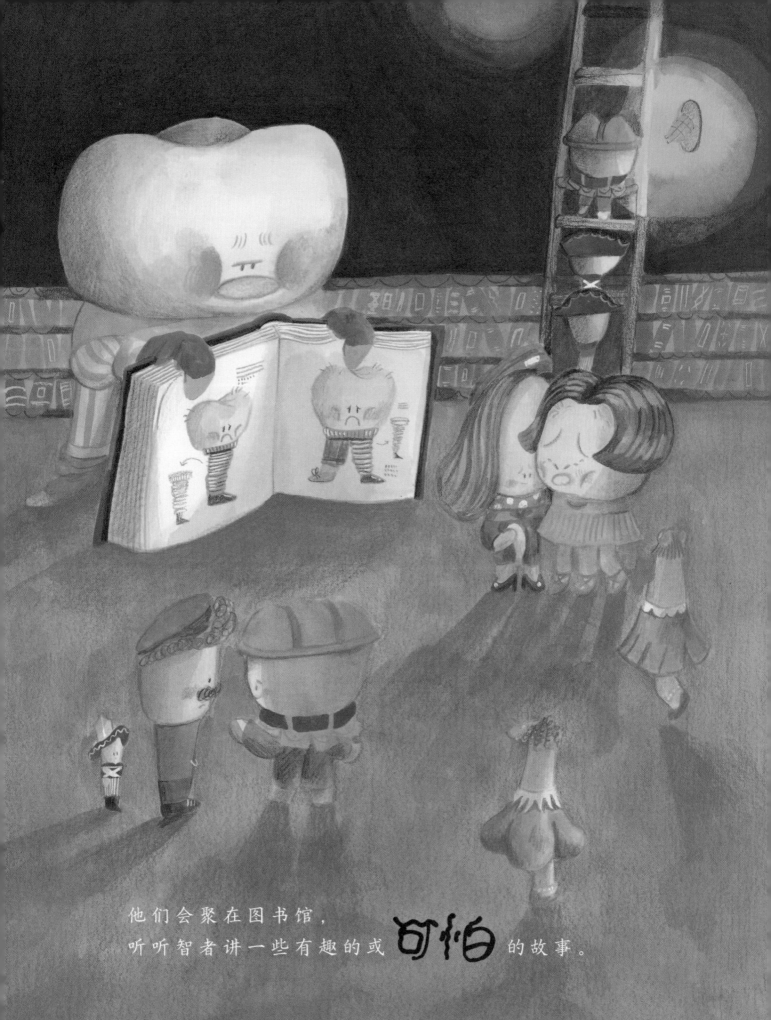

他们会聚在图书馆，
听听智者讲一些有趣的或**可怕**的故事。

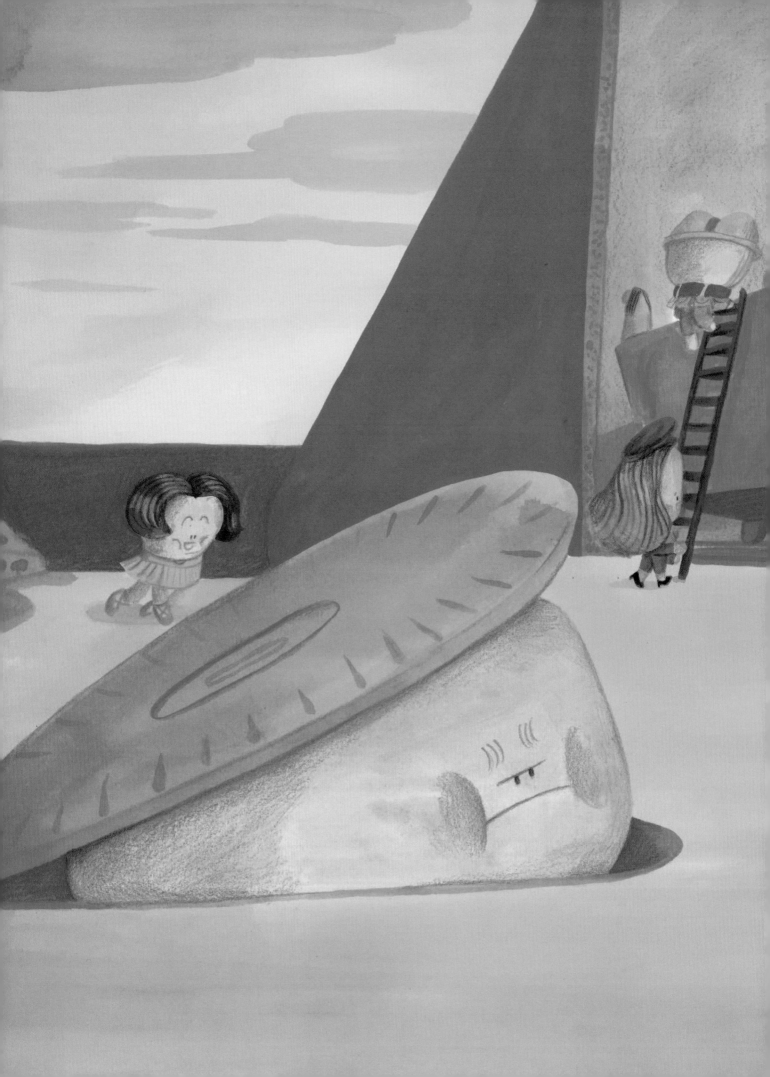

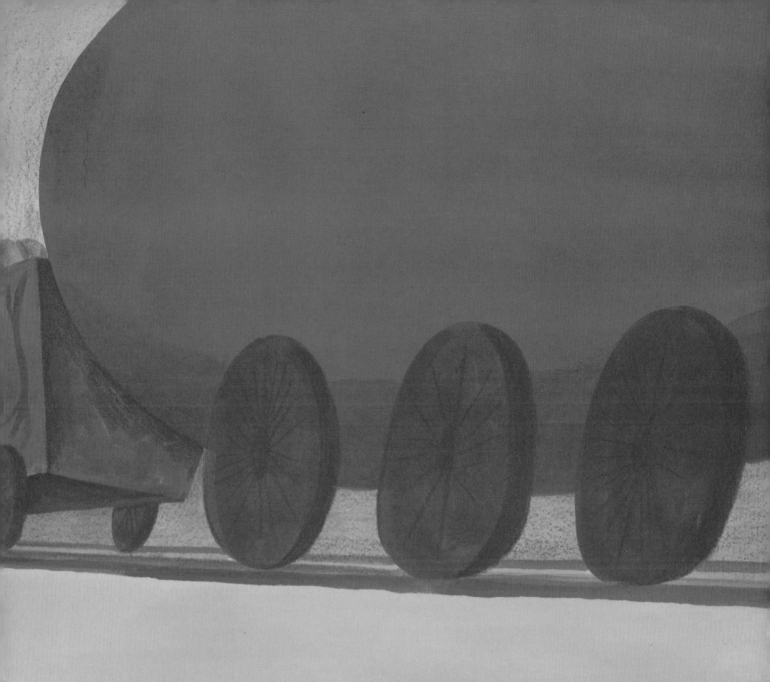

有一项活动，
是口之国每位居民每天都要参加的。

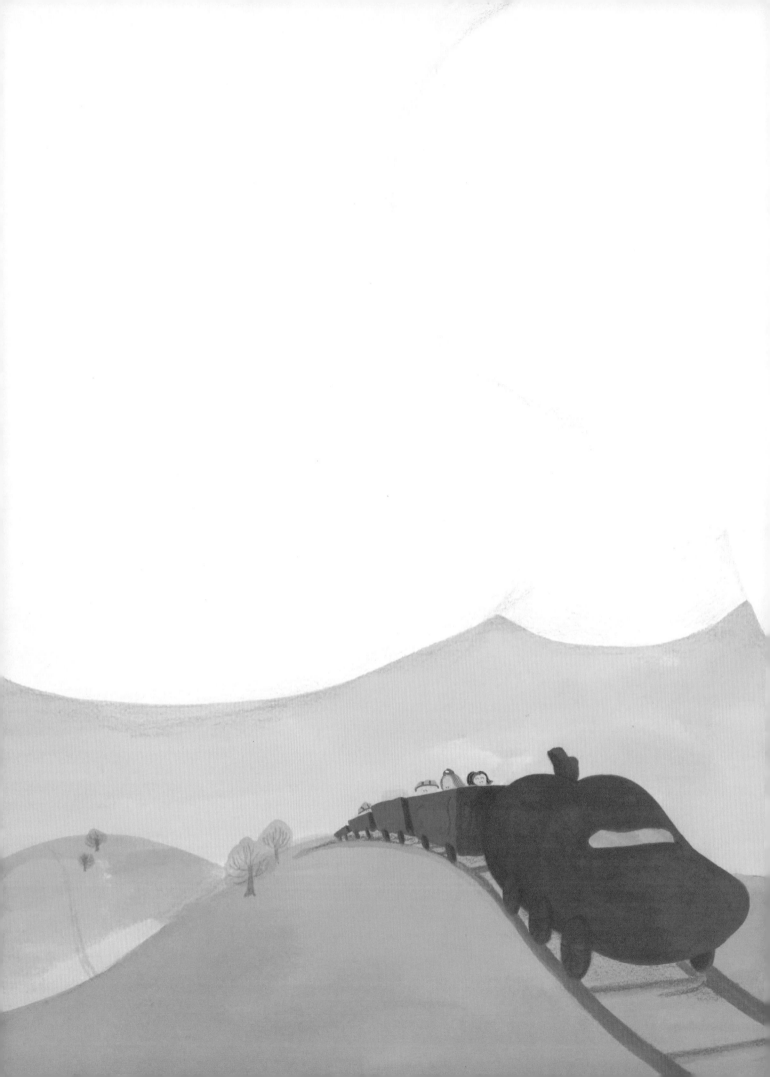

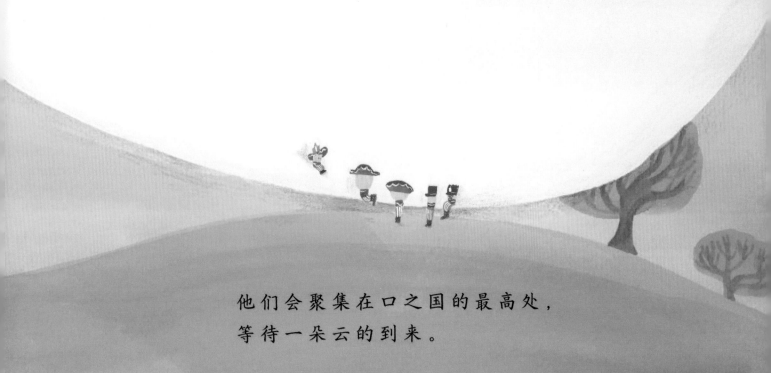

他们会聚集在口之国的最高处，
等待一朵云的到来。

云朵会把大家包裹起来，
在高空中遨游。

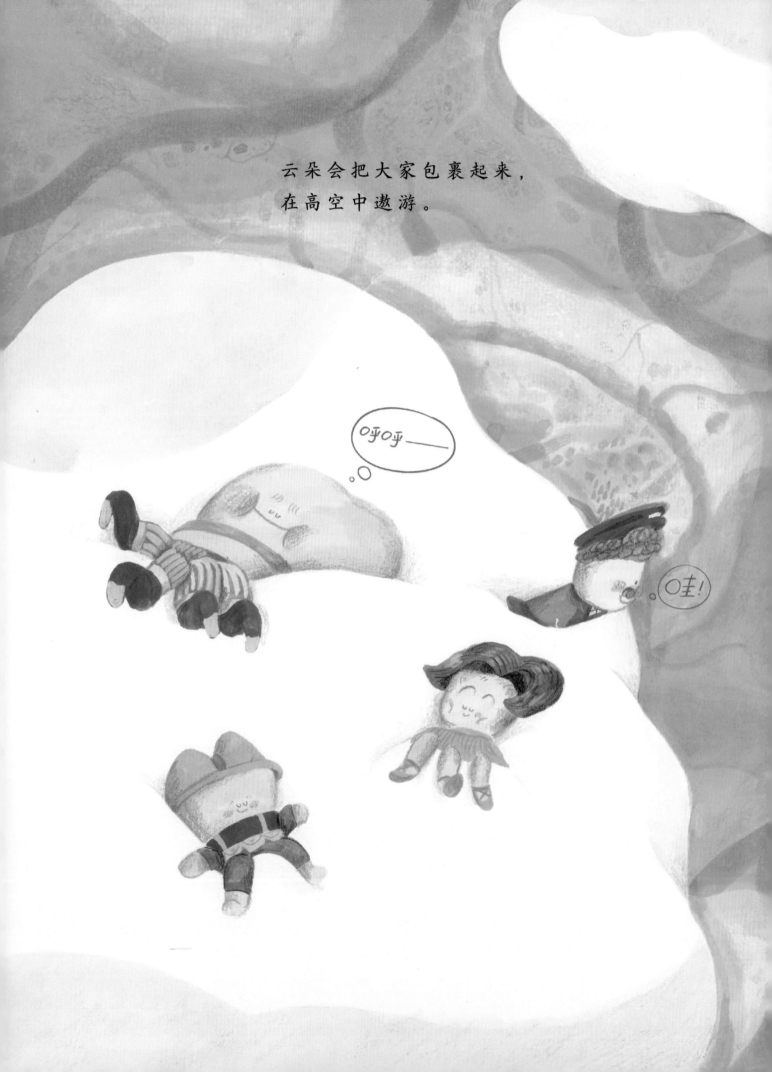

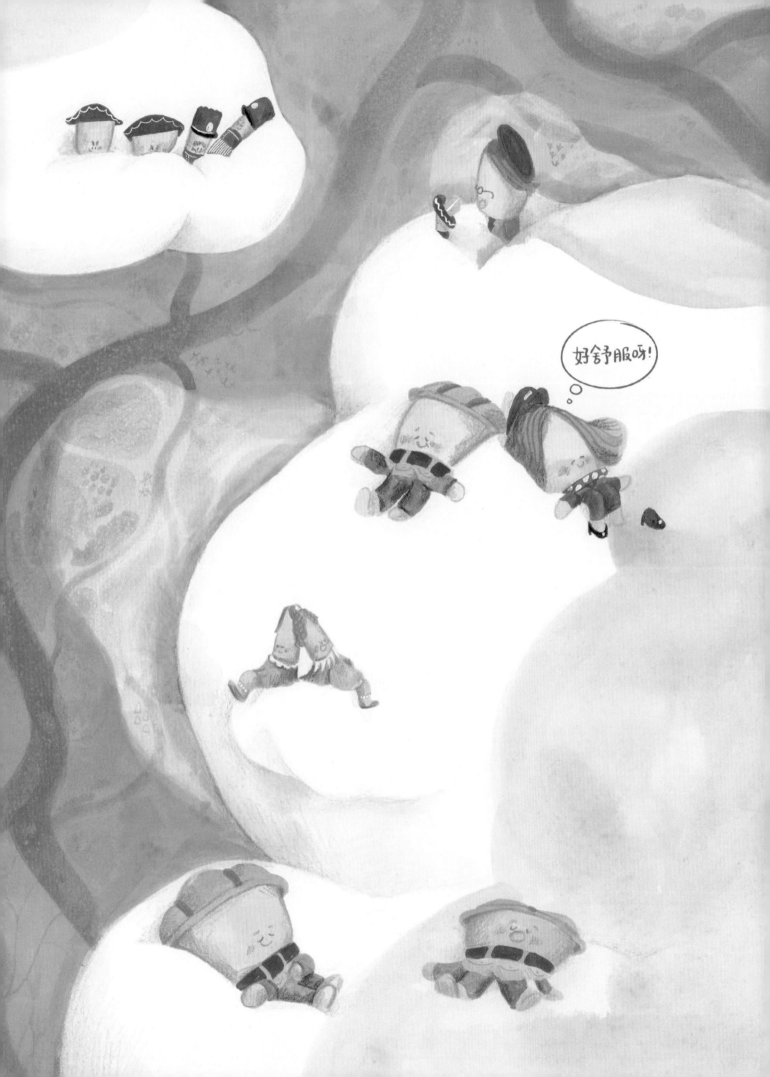

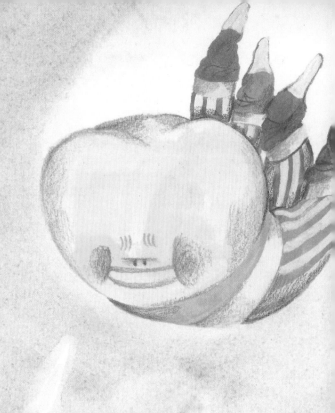

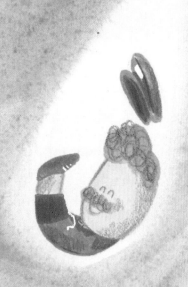

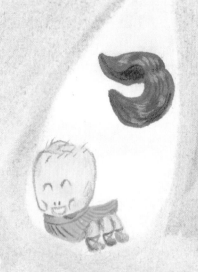

不久后，
云化作大大的雨滴，
把大家送到柔软的地面。

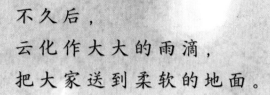

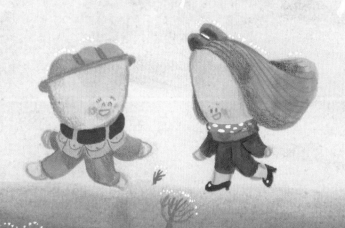

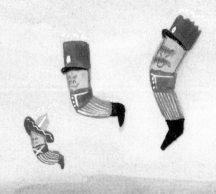

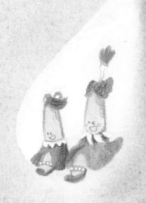

渐渐的，
雨滴变成绵绵细雨，
他们在雨中开心地跑回家。

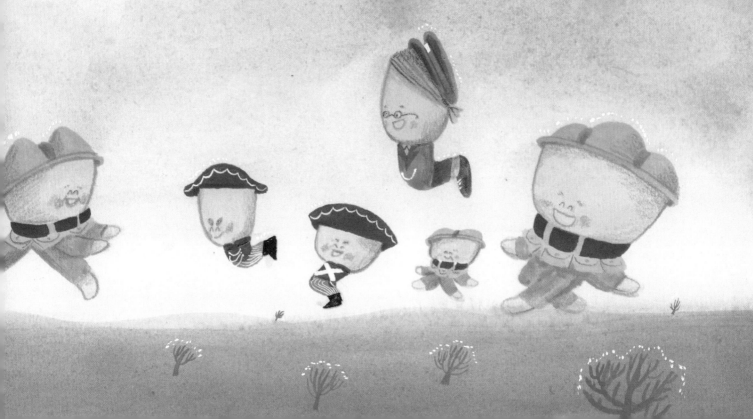

雨后，口之国的空气变得格外清新，
口之国的居民在这温暖的国度里，
期盼着新一天的到来。

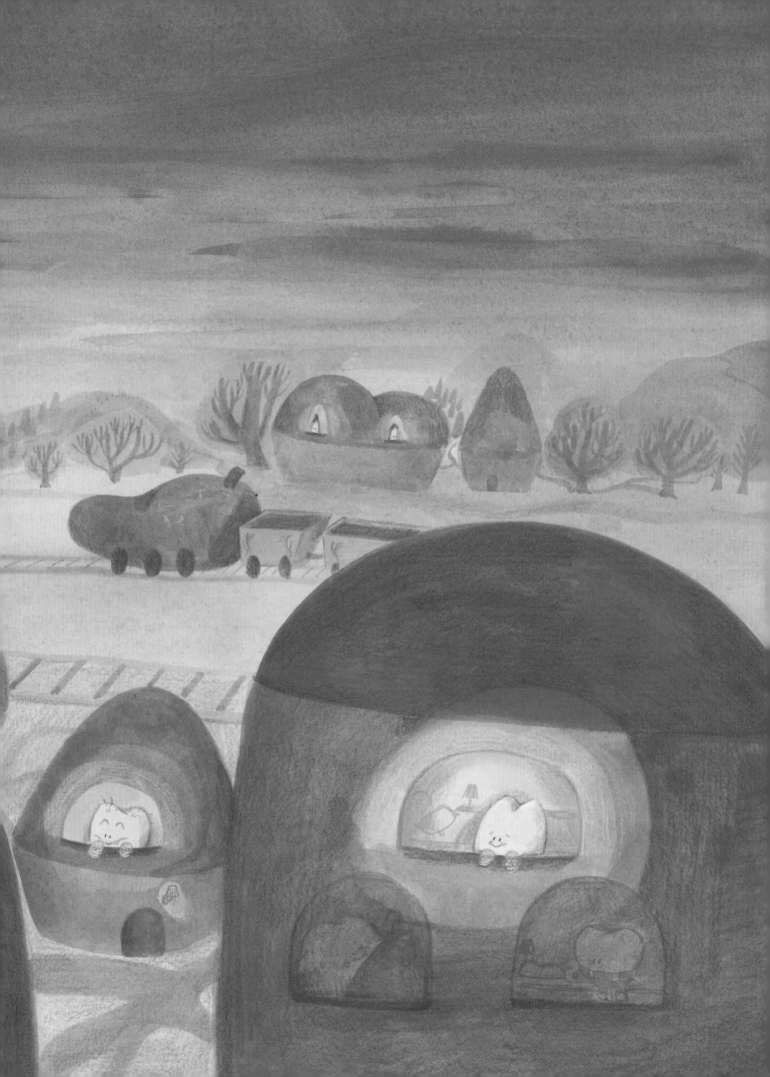

先别合上书，还有惊喜哦！

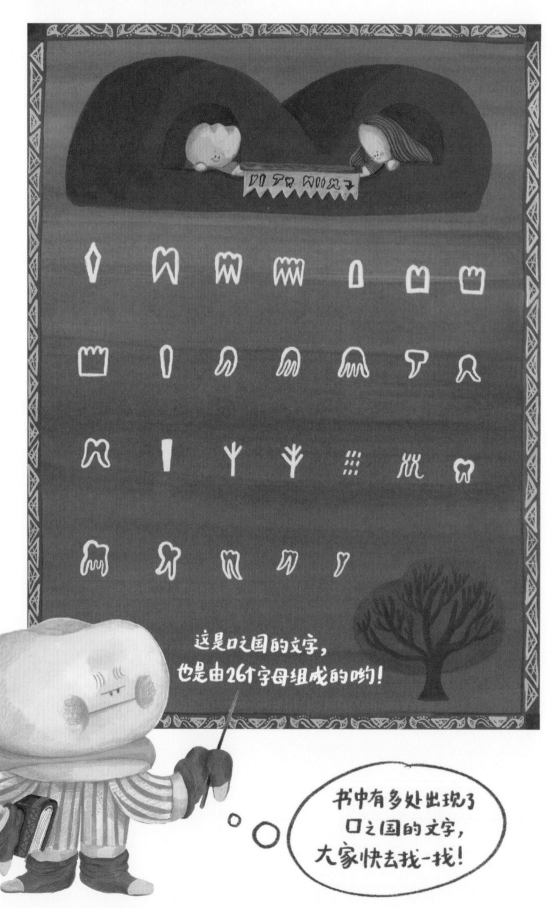

这是口之国的文字，
也是由26个字母组成的哟！

书中有多处出现了
口之国的文字，
大家快去找一找！